AF470194

MÉMOIRE

SUR

L'ÉDUCATION CLASSIQUE

DES JEUNES MÉDECINS.

MÉMOIRE

SUR

L'ÉDUCATION CLASSIQUE

DES JEUNES MÉDECINS;

CONSIDÉRÉE SOUS LE SEUL POINT DE VUE DE LA HAUTE LITTÉRA-
TURE ET PRATIQUE MÉDICALE, POUR SERVIR DE COMPLÉMENT
AUX PRÉCÉDENS MÉMOIRES : 1° SUR LA NAISSANCE DES SECTES
DANS LES DIVERS AGES DE LA MÉDECINE; 2° SUR L'ENSEIGNE-
MENT MÉDICAL DANS SES RAPPORTS AVEC LA CHIMIE OU ÉLOGE
DE LA DOCTRINE D'HIPPOCRATE, IN-8°, PARIS, 1819.

PAR LE DOCTEUR ***.

—————

Paris,

COSSON, IMPRIMEUR,
RUE SAINT-GERMAIN-DES-PRÉS, N° 9.

1827.

A M. CHAUSSIER,

PROFESSEUR HONORAIRE DE LA FACULTÉ DE MÉDECINE DE PARIS,
MEMBRE DE L'ACADÉMIE DES SCIENCES DE L'INSTITUT, ETC.

QUE dirai-je de votre application continuelle
à l'étude, que les plus grandes afflictions du
corps ne peuvent interrompre? Ou vous com-
posez vous-même, ou vous m'invitez à compo-
ser; c'est par votre conseil que j'ai entrepris cet
opuscule, qui doit donner la plus grande publi-
cité à un édit royal perpétuel et irrévocable, pour
la conservation de l'éducation classique, surtout
indispensable aux jeunes médecins.

Je me serais condamné au silence, au lieu de
travailler encore, si vous ne m'en aviez sollicité,
et si je n'avais cru que je ne pouvais sans crime
refuser ce tribut à l'humanité et à la mémoire
d'un auteur célèbre qui nous est si cher. J'o-
béis donc, mais je proteste que c'est à votre
prière et après une longue résistance que j'ai
osé travailler à ce nouveau mémoire; car je
veux vous rendre complice de ma faute, afin
que, si je viens à succomber sous le poids de
mon sujet, vous essuyiez le blâme de m'avoir

imposé un fardeau si peu proportionné à mes forces, comme j'essuyerai celui de m'en être chargé, avec cette différence néanmoins, que le mérite de mon obéissance servira d'excuse à ma témérité.

LETTRES PATENTES

DU ROI CHARLES IX.

CHARLES, *par la grâce de Dieu, roi de France,
à tous ceux qui ces présentes lettres verront,
salut :*

Le feu Roi François notre tres honoré seigneur
et ayeul aima tant en son vivant et les lettres et
les lettrés, qu'il voulut qu'en l'Université de Paris, y eut des professeurs à ses gaiges en toutes
langues et sciences ; ce qui succéda si heureusement, que les plus doctes personnaiges de
l'Europe, ont été appelés à la dite profession,
et fait un si grand fruit, qu'il en est sorti un
nombre infini de gens doctes, qui par tout le
monde, ont témoigné la grandeur de notre
ayeul, ce qui a été continué par feu notre très
honoré seigneur et père. Nous avions un meme
desir et volonté, et vacant une chaire de professeur aux mathématiques, nous avions donné
la dite place à *un* que l'*on nous avoit dit être suffisant et capable*, mais notre bien amé Pierre de
La Ramée, doyen des professeurs, voyant que
contre notre desir, *celui que nous avions pourveu
de la dite place était inconnu et son érudition ca-
chée,* et que voulant faire quelques leçons, il se
seroit montré ridicule, en auroit présenté sa

requête à notre cour de Parlement, faisant entendre la surprise donimageable à toute la république, afin que celui qui se disoit pourveu fut examiné ; ce que par la dite *cour* auroit été ordonné ; que nous avions trouvé bon et raisonnable, à cause de quoi, afin qu'*à l'advenir* l'état de nos professeurs ne soit baillé qu'aux plus doctes et plus capables de l'*advis de notre conseil*, de notre certaine science, pleine puissance et autorité royale, nous avons ordonné que, advenant la *vacation d'aucune place de nos professeurs en quelques sciences et langues que ce soit*, on le fera savoir : et que ceux *qui voudront se présenter et soumettre à la dispute et lecture de la profession vacante*, ainsi qu'il leur sera proposé par le doyen et les autres professeurs y *seront reçus*, pour après être choisi par nous le plus suffisant et capable *de ceux qui auront leu et disputé*, dont nous serons adverti par le doyen et autres professeurs et par nous pourveu ainsi qu'il appartiendra, et sans préjudicier à l'arrêt déjà donné en notre cour de parlement, pour *le regard de celui qui doit être examiné.*

Si donnons en mandement à nos amés et féaux conseillers de notre cour de parlement de Paris, prévot de Paris ou son lieutenant *conservateurs des privilèges de l'Université* de la dite ville, que ces présentes ils fassent lire. publier, enregistrer et le contenu en icelles, garder observer et entretenir sans souffrir y être contrevenu en aucune manière, car tel est notre bon plaisir, nonobstant quelques lettres à ce contraire, en témoing de quoi, nous avons fait mettre notre scel à ces dites présentes. Donné à Moulins, le huitième jour de mars de l'an de grâce 1566 et de notre règne *le six*.

Par le Roi, (1)

Signé *de L'Aubespine*.

---

(1) Ces Lettres-Patentes du roi Charles IX, nous rappellent l'Edit perpétuel et irrévocable de François Ier, père des lettres, qui en 1545 a fondé son collége royal pour y perpétuer par les traductions des auteurs classiques, soit en grec, soit en latin, le goût des bons modèles, aujourd'hui discrédités par la funeste contagion des systèmes et des fausses doctrines, aussi contraires à la vraie science, que nuisibles à l'humanité. Enfin, c'est au point que le médecin le plus instruit sur les OEuvres d'Hippocrate, passerait aux yeux des novateurs pour le plus ignorant!.... Mais une chaire de médecine ne peut être ainsi supprimée sans crime pour nous et nos successeurs.

PREMIÈRE LETTRE

DE M. LE DOCTEUR ***

A M. LE PROFESSEUR CHAUSSIER,

SUR

L'ÉDUCATION CLASSIQUE.

C'est à vous, mon très-cher et très-honoré maître, que j'adresse mes plaintes sur l'abandon général de l'éducation classique par les médecins de notre époque, qui embrassent dans leurs vastes recherches une si grande variété des connaissances humaines. La cause que je soutiens n'est point la mienne, comme me l'a écrit un noble pair et célèbre écrivain, mais celle de la science et de l'humanité; c'est au nom d'Hippocrate, père de la médecine, et en faveur de la société tout entière, que je m'adresse aux contemporains. Je vais leur retracer ici, en peu de mots, l'origine de mon goût particulier pour ce genre de connaissances, qu'ils paraissent aujourd'hui négliger et vouloir laisser tomber dans un profond oubli. Or, les faits que je vais leur rappeler seront mes seuls garans. Les études classiques, comme vous le savez très-bien, mon très-cher et très-honoré maître, furent bannies de nos écoles lors des événemens désastreux de la révolution française. Quelques professeurs zélés se réunirent alors pour en prévenir les suites déplorables. Vous fûtes du nombre de ceux qui contribuèrent le plus à l'illustration de la science; mais vous n'avez point obtenu tout le succès que vous désiriez, et les traces des désastres que vous avez cherché à combattre ne sont point encore complétement effacées parmi nous. Néanmoins la littérature s'enrichissait chaque jour des chefs-d'œuvre des auteurs grecs ou latins, tandis que la médecine, réfugiée dans les camps, y remplissait sa divine mission : Machaon et Podalyre au camp des Grecs ont fait aussi la guerre sous Apollon.

Mais l'orage révolutionnaire grondait toujours sur nos têtes; quelques successeurs d'Esculape cueillaient isolément des lauriers, et se consolaient ainsi, dans leur exil, de la perte de cette éducation classique qu'ils auraient tous désiré de voir refleurir si un temps plus prospère le leur eût permis. La médecine suit assez toutes les chances de la politique, et l'histoire affirmerait au besoin ses rapports avec les destinées humaines. Il restait donc à faire une plus riche moisson de connaissances pour contenter l'ambition des savans séparés de leurs académies ; les lettres ayant cessé d'être cultivées en France, il fallut faire de nouveaux efforts et s'associer, par de généreux dévouemens, à l'utilité des conquêtes pour s'acquérir une gloire qui n'était pas sans attrait : ce fut ainsi que nos savans allèrent interroger les pyramides d'Egypte ; mais l'ignorance ne leur tenait encore aucun compte de leurs sacrifices. Chacun alors, occupé dans l'intérieur de la France de sa propre fortune, attendait que l'ordre fût rétabli, et aspirait à l'honneur de se distinguer dans une autre carrière. Celle des armes y jouissait seule d'un brillant éclat, entourée d'un magnifique cortége au milieu d'une nation ivre de gloire et pleine de son ardeur guerrière. Mais d'humbles savans, sortis de tous les rangs de la société, cultivaient en silence les hautes sciences ; leurs découvertes offrirent pour la première fois un même faisceau de gloire, et leur méritèrent l'estime de toutes les puissances ; quelques-uns même partagèrent les destinées triomphales de l'un des premiers capitaines du monde. Alors un concours plus paisible fut ouvert à toutes les ambitions, et devint comme le protocole de la nouvelle alliance de l'Europe savante avec la capitale des sciences, des lettres et des arts.

Toutes les nations attentives nous apportaient leur tribut d'éloges dans la nouvelle Athènes. Les sciences physiques et mathématiques y avaient fait d'immenses progrès : les Lacépède, les Cuvier, les Monge , les Laplace, les Fourcroy, les Lavoisier, les Bertholet, les Thénard , les de Jussieu, les Deyeux honoraient la patrie par leurs précieuses découvertes ; les Corvisart, les Chaussier, les Pinel, les Percy, les Larrey , les Leroux, les Portal, les Alibert, les Boyer, les Pelletan , les Dupuytren , les Richerand formaient, dans une autre carrière, de jeunes savans dignes de la réputation de leurs maîtres. Au milieu de cette impulsion générale, les auteurs grecs et latins ne parurent point à cette époque au-dessous de leur réputation. Une auréole de gloire les entourait, et un concert d'éloges volait de bouche en bouche pour couronner leurs fidèles interprètes : c'est alors qu'il eût été honteux de vouloir capter la bienveillance des maîtres par des copies pâles et sans couleur qui n'eussent pas représenté fidèlement les beautés du texte original ; c'eût été bien pis encore d'oser aspirer à la double couronne comme helléniste et comme amant des muses, s'il se fût agi de s'attribuer la gloire de ses devanciers ? Une émulation générale s'était emparée de la nation entière, se distinguant dans

les lettres comme dans les sciences : Les Vil-
loison, les Larcher, les Vauvilliers, les Coray,
les Gail, les Clavier, les Boissonade, les
Hase ouvraient dans la littérature grecque une
vaste carrière à la jeunesse française. De nouvelles éditions des auteurs classiques collationnés sur les meilleurs manuscrits de la Bibliothèque royale, attestaient notre goût solide
pour les bons modèles, et témoignaient de nos
progrès par le culte sacré que nous rendions
aux lettres. Hérodote, Strabon, Thucydide,
Pausanias, Isocrate, Xénophon, Homère, So-
phocle, Hippocrate recevaient les honneurs de
la traduction dans notre langue nationale, et
leur texte présentait une pureté à laquelle il
n'est presque plus possible de rien ajouter. Personne n'en sera surpris, si l'on considère que
nous étions alors possesseurs des trésors des
sciences, apportés de presque toutes les capitales de l'Europe. Un concours fut alors ouvert publiquement pour attester ces mêmes
progrès dans les hautes sciences et les lettres.
Des prix décennaux devaient être décernés
publiquement aux plus doctes. L'un de nos
plus célèbres hellénistes mérita de l'emporter
sur tous ses rivaux par ses travaux précédens,
et particulièrement par sa traduction d'Hippocrate ; un seul chef-d'œuvre du philosophe de

Cos fut, conformément au programme, jugé comme le travail le plus digne d'être distingué par le jury national, représentant ici l'auguste Aréopage, dont la juste admiration pour le Père de la médecine devint un double triomphe, également cher à la science médicale et à la république des lettres. Eh! qui n'aurait été enflammé de zèle et d'ambition à la vue de tous ces prodiges d'érudition? Vous le savez, mon très-cher et très-honoré maître, je ne formai point légèrement le projet de me distinguer dans une carrière où je devais toujours me représenter de nouvelles difficultés à vaincre, de nouveaux obstacles à surmonter. Les passions, ameutées contre moi par des compétiteurs peu généreux et qui ne méritent même pas d'être nommés, m'affligèrent sans me décourager. Feu Bosquillon, quoique courant la même carrière, prit publiquement ma défense, et fit valoir mes travaux précédens pour vous engager, mon très-cher maître, ainsi que vos collègues, à m'honorer de vos suffrages; feu Corvisart accueillit le projet que vous lui aviez présenté pour enrichir notre bibliothèque d'une nouvelle traduction française des OEuvres complètes d'Hippocrate avec le texte grec revu et collationné sur les meilleurs manuscrits de la Bibliothèque royale. Placé dans des circonstances favorables, je m'acquittai de cette dette avec honneur ; je vérifiai moi-même le texte grec sur tous les manuscrits les plus complets, et cela fut remarqué de feu Bosquillon et des savans étrangers : je ne pourrais maintenant faire le même travail, par la raison bien simple que la plupart de ces manuscrits nous ont été enlevés depuis les deux invasions étrangères. Mais il reste prouvé que c'est d'après la collection la plus complète de ces manuscrits, en 1810, que j'ai fait des corrections importantes et nombreuses non-seulement au texte des Aphorismes et des Pronostics d'Hippocrate, mais à plus de vingt autres traités publiés sur le même plan, c'est-à-dire avec des dissertations sur ces manuscrits, des notes explicatives sur le texte, des variantes, des analyses des traités, et des tables pour les consulter au besoin ; en un mot, j'ai rassemblé pour la première fois, en corps de doctrine et de morale, les meilleurs préceptes du Père de la médecine, pour les offrir comme en miniature à la génération actuelle : voilà ce que j'ai fait.

SECONDE LETTRE

A M. LE PROFESSEUR CHAUSSIER,

SUR LA NOUVELLE ÉDITION DES OEUVRES COMPLÈTES D'HIPPOCRATE (1) EN GREC, LATIN, FRANÇAIS, TRADUITES SUR LE TEXTE GREC DES MEILLEURS MANUSCRITS DE LA BIBLIOTHÈQUE ROYALE, PRÉCÉDÉES D'UNE NOTICE SUR LA VIE ET LES OUVRAGES ATTRIBUÉS A HIPPOCRATE, OU ON A RECUEILLI TOUT CE QU'IL A DIT A LA GLOIRE DE LA MÉDECINE ET DES MÉDECINS.

Mon cher Maître,

Je vous ai promis quelques observations sur la nouvelle édition des œuvres complètes d'Hippocrate en grec, latin, français. Il n'a encore paru de cet ouvrage que les deux premières livrai-

-----

(1) Cette édition se trouve à la librairie de J. M. Eberhart, imprimeur du Collége royal de France. Paris, 1826 et 1827.

sons, composées des Aphorismes et des Pronostics, imprimés sur trois colonnes, *grand* in-8°,
avec le texte en regard du latin et du français..

La première partie de la tâche de l'éditeur est
le texte grec puisé dans une autre édition
des Aphorismes d'Hippocrate, grecs-latins-
français, imprimés depuis seize ans, in-12,
Paris, 1811; *Id.* des Pronostics, grecs-français,
publiés il y a quatorze ans, in-12, Paris, 1813,
d'après la collation des manuscrits les plus
complets de la Bibliothèque royale. Ce travail,
je l'ai fait sous vos yeux. La seconde partie du
plan de l'éditeur se compose de la traduction
latine de Foës; la troisième n'est à proprement
parler qu'une version faite d'après un modèle;
de sorte que c'est une paraphrase du texte grec
en français, avec des additions propres à l'auteur : ainsi, par exemple, on trouve Fallope,
anatomiste du seizième siècle, cité dans l'aphorisme 46, section v de la nouvelle édition. En
outre, il y a deux notices à la tête du livre, où
figurent en première ligne, 1° le serment d'Hippocrate, 2° la loi de médecine, déjà publiés
fidèlement en notre langue, ainsi que les traités
de morale, intitulés : les Préceptes, de la Dé-
cence, du Médecin, rapportés confusément
comme une pièce de marqueterie, au milieu de
citations et de faits historiques dont l'ensemble

forme une espèce de *farrago* sur la vie et les actions d'Hippocrate; mais on distingue pourtant le but de l'éditeur, qui a été de puiser dans d'autres ouvrages ou traductions, afin de faire croire ainsi à ses lecteurs, qu'il se serait occupé lui-même, depuis longues années, d'un travail de cette nature. Dans la deuxième notice, sur les œuvres attribuées à notre célèbre auteur, il donne une pancarte de tous *leurs titres*, et jusqu'aux lettres diverses, dont la plupart sont apocryphes, mais qu'il a comprises, comme tout le reste, sur trois colonnes en grec, latin, français, pour annoncer exclusivement au monde savant et médical, la gloire d'en être l'interprète, ajoutant dans sa notice, pag. lij, que « la plus grande partie de ces ouvrages
» n'ont jamais été traduits en français; que c'est
» la première fois qu'ils paraissent en entier en
» regard du texte, et d'une version latine que
» j'ai complétée (dit l'éditeur). Il affirme aussi
» avoir revu et corrigé le texte grec, dont plu-
» sieurs passages, altérés par les copistes ou
» par les savans, trop hardis dans les correc-
» tions qu'ils ont fait subir au texte pour y
» adapter le dialecte ionien, ont été réhabilités
» et rétablis par ses soins sur les manuscrits
» grecs de la Bibliothèque royale. » Toutefois
on lit dans le prospectus « que les épreuves du

» texte grec ont été confiées à un habile hellé-
» niste, grec d'origine. » Or, comme on pourrait taxer d'ignorance ceux qui s'en laisseraient
imposer, et d'indifférence ceux qui ne s'éclai-
reraient pas sur les prétentions du nouvel éditeur, il est juste, il est nécessaire de faire connaître la vérité.

Je dois commencer par la paraphrase du texte;
il y a en outre un plagiat remarquable dans
toutes les corrections nombreuses faites précédemment au texte des Aphorismes, suivant l'é-
dition qui en a paru en 1811. Voyez les Aphorismes 23, sect. II, et 36, sect. IV; celui ajouté
au 17ᵉ, sect. VII; les aph. 59, sect. IV, et 23,
sect. II à la suite du 37ᵉ, sect. VII; les additions aux 61ᵉ et 71ᵉ; les aph. 16, 19, 20, 21,
22, 23 et 24 de la même section, complétés de
même. Ils peuvent être consultés dans l'ancienne
et la nouvelle édition, avec cette différence, que
l'on trouvera les manuscrits indiqués par numéros dans la première, et point dans la seconde, où le latin et le français ne sont pas
toujours d'accord, et où le texte grec est très-
incorrect. Tout le texte des pronostics a été
également pris dans l'édition publiée en 1813.
J'en citerai des preuves patentes.

L'éditeur traducteur n'a ajouté ni notes, ni
commentaires, ni explications quelconques

sur le texte. Toutefois, il nous prévient, dans sa préface, page LII, qu'il s'est livré à d'immenses, à de profondes recherches. « J'ai, dit-il, » donné des soins tout particuliers au texte : » rien n'a été négligé pour qu'il soit conservé » dans toute sa pureté. Chaque traité a été con- » féré sur les meilleures éditions et sur les ma- » nuscrits les plus corrects et les plus complets » de la Bibliothèque royale. Il ajoute que les » passages altérés par les copistes, voire même » par les savans trop hardis dans les corrections » qu'ils ont fait subir au texte, pour rétablir le » dialecte ionien, ont été réhabilités sur les ma- » nuscrits d'après les meilleures autorités, et je » suis parvenu, dit-il, à en éclaircir un grand » nombre, où le texte avait été mal entendu. » Ne vous semble-t-il pas, mon cher maître, que cet auteur, en contant son histoire, nous retrace précisément les grandes difficultés qu'il a fallu vaincre pour entreprendre des travaux qui sont près d'être terminés? Mais c'est un autre docteur qui en est l'auteur, et qui, depuis près de vingt ans, les a publiés sous vos yeux : vous savez très-bien que les aphorismes d'Hippocrate, collationnés sur vingt-neuf manuscrits de la Bibliothèque royale, et les prognostics sur dix-neuf de ceux-ci, ont été imprimés en grec, latin-français, avec les variantes, in-12, Pa-

ris, 1811 et 1813; d'où ont été tirées des corrections importantes et nombreuses, particulièrement pour le texte grec. Mais l'éditeur
a voulu seul l'ignorer, plutôt que de nommer l'auteur; il a mieux aimé affirmer dans
sa préface, par exemple, que « la plupart des
» ouvrages d'Hippocrate n'avaient pas encore été
» traduits en français; que c'est la première fois
» qu'ils paraissent eu entier, en regard du texte
» et d'une version latine que j'ai, dit-il, complé-
» tée. » Il ne faut pas que le moderne Aristarque
croie qu'il soit si facile de corriger un texte,
et surtout celui d'Hippocrate. Nous lui citerons,
même pour exemple de cette difficulté, deux
aphorismes que nous regardons comme incom-
plets dans l'édition de feu Bosquillon; savoir le
dix-huitième de la ive sect., où un membre de
phrase est supprimé, même d'après le manus-
crit coté 269, et l'aphorisme 33-34e, sect. viie, où
la phrénésie se trouve indiquée comme une ma-
ladie longue par le seul changement d'un mot
grec substitué à un autre; et certes Bosquillon
savait bien le grec. L'édition des aphorismes
par Lorry, corrigée par Hallé, est chargée de
fautes en grec : celle d'Almélovéen, est inexacte.
(*Voyez* l'aphor. 27e, sect. iiie.) Quant à la priorité des recherches, l'éditeur n'y peut prétendre.
En vain veut-il nous persuader que « les pre-

» mières livraisons de son grand ouvrage, p. LX.
» anciennement annoncé en 1822, auraient paru
» en 1810, si des incidens de librairie n'en avaient
» suspendu l'impression. » Vous n'avez point
oublié, mon très-honoré maître, que déjà, en
1804, vous fîtes l'accueil le plus distingué à un
autre docteur qui a commencé sa carrière sous
vos auspices; et, comme il faut avant tout avoir
étudié le grec pour devenir traducteur des œuvres d'Hippocrate, et avoir fourni des gages qui
puissent au moins rendre croyable celui qui affirme avoir acquis déjà une connaissance suffi-
sante de la langue grecque; moi, qui ai fré-
quenté les hellénistes et les médecins les plus
érudits de notre époque, je cherche vainement
à me rappeler le nom de l'éditeur, et à l'a-
voir entendu citer par les célèbres professeurs,
qui même ne l'ont jamais désigné dans leurs
ouvrages; d'où il nous est bien permis de croire
que c'est la première fois qu'apparaît ce phéno-
mène sur la scène du monde savant et médical; tel que celui d'un auteur qui tout à coup,
dès son début, nous parle en maître en plusieurs
langues savantes. Nous ne connaissons guère en
ce genre, que le célèbre Pic de la Mirandolle,
qui savait haranguer, sans s'y préparer, en grec,
latin et hébreu, les professeurs de rhétorique;
mais nous nous contenterons de remplir notre

tâche de médecin assez instruit dans la langue grecque pour pouvoir juger de la pureté du texte et de la fidélité d'une traduction des œuvres complètes d'Hippocrate en grec, latin-français. Nous avons déjà exprimé notre pensée sur l'ensemble et le plan de l'ouvrage ; du moins quant aux deux premières livraisons qui viennent de paraître. Nous avons dit que la traduction française était une paraphrase ; mais jetons un coup d'œil sur les corrections que l'éditeur a voulu faire au texte grec.

Le premier exemple qui se présente est l'aphorisme 23, section ıı, où les mots ἢ εἴκοσιν sont ajoutés au texte ; mais la répétition de cette sentence, plus précise dans la vij^e section, dément complétement la correction faite par notre Aristarque ; car le quatorzième jour y est assigné comme le terme invariable des maladies aiguës. Le docte interprète ne s'est pas aperçu qu'il s'agissait des fièvres aiguës dans l'aphorisme 23, section ıı, lesquelles se jugent en vingt jours. Cette distinction est très-importante ; car ce sont alors deux aphorismes entièrement distincts, au lieu d'une répétition insignifiante qui ajoute même de la confusion au texte ; mais la seule transpostion de la première sentence à la place de la seconde, rend possible sans rien changer au texte, cette correction importante, comme elle a été déjà prouvée d'après le manuscrit coté 269, cité dans l'édition de 1811, au moyen de quoi, cette utile découverte reste tout entière : mais elle appartient à un autre docteur. Toutefois, ce manuscrit est maintenant dans la bibliothèque du Vatican ; et fort heureusement que nous l'avons lu et collationné à la bibliothèque royale. Ainsi, l'éditeur n'a pu lui-même tout récemment avoir fait **sa** soi-disant découverte dans ce manuscrit, à moins qu'à l'exemple des savans enflammés de l'amour de la célébrité, tels que les *Guinther d'Andernach*, et les *Foës*, il n'eût parcouru différentes villes capitales de l'Europe, et fait depuis peu le voyage de Rome ; mais, sans se déranger de ses foyers, il a trouvé plus commode de puiser dans l'édition publiée en 1811, où se trouvent toutes les additions et corrections adoptées à la boulevue dans la nouvelle édition, sans nommer l'auteur. On dirait, ce semble, que le but du nouvel éditeur aurait été de rendre ridicule, autant qu'il le pourrait, tout le travail de son devancier, en y introduisant des fautes inconnues à tous ceux qui ont quelque usage des manuscrits et de la langue grecque. A la vérité l'auteur réfute de grandes hérésies, professées par les novateurs qu'il juge sainement dans sa préface ; mais il a signalé à ses lecteurs comme peu dignes d'être méditées, « les » traductions avec des notes explicatives, des va-» riantes, des commentaires, ainsi que les expli-» cations positives sur les divers systèmes de l'art » de guérir. » Il cite tout cela pour n'avoir point à suivre la même route tracée par tous les savans apparus de siècle en siècle ; il soutient que leurs grands travaux sont le produit de leur ima-gination et non des faits qu'ils ont observés ; il dit que « les traductions latines offrent les » mêmes inconvéniens, c'est-à-dire que de nom-» breux et d'énormes in-folio ont été écrits en » latin pour expliquer et commenter les OEu-» vres d'Hippocrate, et qu'ils ne sont lus de » personne ; que les connaissances plus appro-» fondies de la langue grecque et les progrès » des lumières ont fait voir la vanité, la nul-» lité de tant de commentaires. » Mais il se-rait impossible de soutenir maintenant que l'on possède mieux les langues grecque et latine que l'on ne les savait, par exemple, au temps de François Ier, où toutes les personnes de la cour parlaient couramment le grec et le latin. Il n'y a pas de plus grandes preuves à citer, pour réfuter certains auteurs modernes, qui veulent se targuer du mépris qu'ils por-tent à l'éducation classique : mais alors le blâme doit en rejaillir sur celui qui a altéré ainsi les texte grec et latin, loin de les conserver dans leur pureté primitive. C'est ce que nous allons continuer de démontrer :

Ainsi, par exemple, l'addition des trente-septième et quarantième jours à l'aphorisme 36, section IV, tandis que cette correction importante ne se trouve ni dans le texte grec ni dans le latin de la nouvelle édition, fait assez voir qui a lu et collationné les manuscrits de la bibliothèque royale. Nous engageons le moderne Aristarque à consulter les manuscrits cotés 1297, 2256 et 2228, 2ᵉ partie. Or, pour nous en tenir à ce qui est vraisemblable, nous pensons que les trente-septième et quarantième jours ont été ajoutés par l'éditeur à l'aphorisme 36, section IV, seulement pour le français, d'après une édition qui n'est point la sienne, c'est-à-dire celle qui a été publiée en 1811, en grec, latin, français ; il y a ensuite des inexactitudes nombreuses dans la nouvelle édition en ces trois langues. Ainsi, par exemple, le mot κακόν, *mauvais*, est ajouté comme un utile complément des aphorismes 16, 19, 20, 21, 22, 23, section VII, tandis que θανατῶδες, *mortel*, manque au texte de l'aphorisme 24. La traduction latine y est totalement étrangère, parce que l'éditeur, qui l'a copiée dans Foës, ne s'est pas aperçu de la même omission dans le texte grec ; pourtant il avait promis de compléter la traduction latine, et de plus il a affirmé avoir réhabilité les passages grecs altérés par les copistes. Vient ensuite un nouvel aphorisme ajouté au 17ᵉ, section vij, plus deux autres répétés à la suite du 37ᵉ, savoir le 59ᵉ de la section iv, et le 23ᵉ de la ij⁰, puis le 42ᵉ de la iv⁰, après le 61ᵉ de la vij⁰, et enfin le 4ʳ de la ij⁰ à la suite du 71ᵉ de la vij⁰. Ces additions servent à la vérité à rendre ces diverses sentences plus complètes ; mais c'est encore à l'édition de 1811 qu'il faut s'en rapporter pour connaître les manuscrits qui autorisent ces améliorations. Il en est de même de l'aphorisme 34, section iv, qui se trouve après le 58ᵉ de la viiᵉ, d'après les manuscrits cotés 36 (269), 1297 et 2256. Voilà ce que l'on chercherait vainement dans toute la nouvelle édition donnée par l'auteur ; il n'a point indiqué les sources où il a puisé, quoiqu'il soutienne, page liij, « qu'en passant sa vie à » écrire dans le but d'acquérir quelque gloire, » il n'a jamais composé le moindre fragment » sans avoir eu l'intention de le rendre digne » de l'estime de ses contemporains et de la pos- » térité. » Mais pour cela il faut avoir médité profondément les écrits des auteurs classiques, les seuls dignes de nous remettre dans la possession de la vraie science et des saines doctrines, et surtout ne point en médire; en un mot, il faut suivre ce précepte d'Horace :

Sumite materiam vestris, qui scribitis æquam
Viribus et versate diù, quid ferre recusent,
Quid valeant humeri.

C'est tout le texte des aphorismes de l'édition de 1811, copié avec si peu de précaution par celui qui veut être l'interprète des OEuvres d'Hippocrate en grec, latin, français, que le latin de ces deux derniers aphorismes n'est plus celui de Foës, qu'il a adopté, mais le même qui se trouve dans l'édition de Lorry, donné en entier, sans bigarrure ni disparate, par son devancier. C'est avec infidélité et inexactitude que le nouvel Archilochus prétend compléter la traduction latine de Foës, et réhabiliter les passages grecs altérés par les copistes. Nous en avons dit assez : *ab uno disce omnes;* et encore l'éditeur n'a point nommé celui auquel il a fait ses emprunts, et qui peut dire à juste titre, avec un poète célèbre :

Hos ego versiculos feci, tulit alter honores;

car l'éditeur s'est attribué tous les éloges et toutes les découvertes qui y sont attachées.

Ce sont les mêmes noms des professeurs les plus célèbres de l'école de médecine et des hellénistes du collége royal de France, les mêmes découvertes et les mêmes recherches ; il n'y a pas jusqu'aux mêmes caractères grecs ; voire même le même imprimeur, comme si avec toutes ces ressemblances, il était possible de faire un bon ouvrage, sans y apporter tous les soins et le talent nécessaire. Le nouvel éditeur vient nous dire ensuite dans sa préface, page lj, que « la plupart des tra-
» ductions ont été faites à la hâte sur des édi-
» tions grecques incomplètes, ou même sur des
» versions latines inexactes, par des personnes
» étrangères à l'art ou fort peu versées dans
» l'exercice de la médecine, et ayant plus à cœur
» de tirer parti des ressources d'un travail peu
» réfléchi, que de s'acquérir quelque gloire en
» s'y livrant avec une grande application. »
Mais n'est-ce pas là le jugement que l'on pourrait porter sur son ouvrage ? Voyons maintenant à quels éloges doit prétendre l'auteur, quant à la traduction française : nous avons dit qu'il avait interprété Hippocrate d'après une autre traduction ; en voici la preuve, de même que pour les Pronostics ; mais il y a des contresens. La concision, la clarté, la brièveté du style, réunis à la profondeur, à la majesté des

pensées, rendent les Aphorismes presque in-imitables et intraduisibles ; de manière à ce qu'il semble que l'on ne puisse ajouter un seul mot à aucune des sentences sur les sujets qui en sont l'objet, et qui, en résumé, forment une sorte de tableau en miniature de toute la pratique de la médecine. Quant aux Pro-nostics, il y règne un ordre parfait dans la description des signes des maladies, et un certain mouvement oratoire, qui en font aussi un ouvrage parfait, et comme un chef-d'œuvre abrégé des premiers élémens que tout méde-cin doit connaître avant de se présenter au lit des malades. Il serait trop long d'en rap-porter des exemples ; ceci suffit pour faire juger du mérite d'une traduction en général : plus elle est simple, claire et précise, plus elle ré-fléchit comme un miroir fidèle les beautés de l'original ; moins elle possède ces qualités, et moins elle y ressemble.

1° Nouvelle traduction des *Aphorismes* d'Hip-pocrate, avec commentaires. Paris, 1817. in-12.

Premier Aphorisme.

« La vie est courte, l'art est long ; l'occasion fugitive, l'expérience trompeuse, le jugement difficile. Il ne suffit que le médecin fasse ce qui convient, il faut encore que le malade et ceux

qui l'approchent et les choses externes corres-
pondent au même but. »

Paraphrase.

« La vie est courte, l'art est long, l'occasion
fugitive, l'expérience trompeuse, le jugement
difficile. Le médecin doit non-seulement em-
ployer tout ce qui est en son pouvoir pour le
soulagement ou la guérison de ses malades ;
mais les malades, ceux qui les approchent, et
tout ce qui les entoure, doivent y concourir également. »

2° Edition grecque et traduction française des
Prognostics. Paris, 1813.

« (§ 1.) L'objet le plus important pour un médecin, est, à mon avis, l'étude du prognostic ; car
quiconque peut déclarer d'avance aux malades les
phénomènes présens, les causes passées, pré-
dire l'avenir, et suppléer à ce qui est omis, pas-
sera pour plus habile, et inspirera une confiance
telle qu'on se livrera entièrement à ses soins. »

Paraphrase.

« L'art du prognostic dans les maladies est, à
mon avis, pour le médecin, l'objet le plus important à cultiver. Ainsi celui qui pourra dire
aux malades quel est leur état actuel, celui qui
a précédé et même les phénomènes qui doivent

survenir, en leur faisant remarquer une partie des circonstances de leur maladie qu'ils auraient oubliées, devra être réputé pour avoir approfondi l'étude des maladies ; il inspirera une confiance sans borne, on pourra se livrer à ses soins avec sécurité. »

Le sens de l'auteur m'a souvent paru détourné de sa véritable origine : en voici des exemples : ainsi dans l'aphorisme 5, sect. 1, il est question d'organes digestifs, de mouvemens des fluides, de congestions, et point du tout de l'objet principal, qui est de faire connaître la constitution athlétique comme la plus exposée aux dangers de la pléthore excessive, ce que le traducteur n'a point du tout fait sentir dans sa paraphase ; en outre il y a un contre-sens, en disant qu'il faut éviter le retour de l'embonpoint chez les personnes qui y sont naturellement disposées.

De même dans l'aphorisme 11° le traducteur confond les paroxysmes des fièvres aiguës avec les périodes ou les accès des fièvres intermittentes, ce qui est tout-à-fait différent.

L'aphorisme 23 annonce clairement que l'on peut porter jusqu'à la *défaillance* les évacuations, surtout la saignée, si le malade a des forces suffisantes. Ce précepte très-important, dans le traitement des maladies très-aiguës, donne une juste idée de l'excellente méthode du père de la médecine ; mais ce n'est qu'un précepte et non un système pour toutes les maladies. Le traducteur a laissé tomber ce précepte. Dans l'aphorisme 29, sect. II. Le traducteur déclare par Hippocrate , qu'il convient de faire la médecine expectante. Certes , jamais le célèbre médecin de Cos n'a tenu un pareil langage. Dans l'aphorisme 46, sect. v, le traducteur fait intervenir Fallope , anatomiste du XVIᵉ siècle, pour expliquer la pensée d'Hippocrate. Son intention peut être bonne , mais l'explication qu'il donne de la compression des trompes de Fallope par l'épiploon est absolument contraire au texte. Hippocrate bien-entendu n'a pu parler de *Fallope* , mais il a désigné formellement le col de l'utérus comme étant comprimé par le poids de l'épiploon , alors chargé de graisse et descendu dans l'abdomen , s'appuyant ainsi sur le col de l'utérus, dont le col peut alors changer de position. Du moins les hernies de l'utérus prouvent la possibilité de ce déplacement. Le traducteur déclare, dans l'aphor. 59, sect. vi, qu'il convient de soumettre ceux qui sont doués d'une constitution excessivement lymphathique, à une *diète sévère* , parce que l'abstinence des alimens a la faculté d'enlever la trop grande fluidité des humeurs. Or Hippocrate a dit en peu de mots « que les sujets qui ont les chairs très-humides

» doivent y faire diversion par la faim, parce
» qu'elle dessèche. » C'est encore un précepte de
la plus grande importance dans le traitement
des maladies très-aiguës. Il est encore ici totalement abrogé par la paraphrase. Enfin l'aphorisme 68, sect, VI, indique seulement la saignée
de la veine *frontale* dans les douleurs de la partie postérieure de la tête, tandis que c'est la
section de *l'artère* temporale, que le traducteur
désigne ici de sa propre autorité.

Aph. 38, sect. VII : la coction ou maturité
des affections catarrhales de la poitrine s'opère
dans l'espace de vingt jours. Mais au lieu de
coquuntur il y a dans le latin *destillationes in pus
vertuntur.* C'est sans doute de la maturité de
l'excrétion pulmonaire qui fait prévoir le terme
de la maladie dont il s'agit, suivant le traducteur, tandis qu'il désigne en latin la *suppura-
tion,* qui ne termine point du tout la maladie,
mais l'aggrave beaucoup et la fait dégénérer en
phthisie pulmonaire, lorsque dans le commencement de l'inflammation, on a négligé les sai-
gnées répétées, soit des sangsues sur la poitrine,
soit de la veine du bras, suivant la violence de
la maladie : j'en ai vu des exemples chez des
personnes robustes âgées de 5o à 6o ans.

J'exprime ici tous mes regrets sur la négli-
gence que l'on apporte dans l'explication pré-

cise des sentences du père de la médecine. Cette seule défection, qui provient de l'abandon de l'éducation classique, coûte par année la vie à plusieurs milliers d'individus, tandis que l'on enseigne avec profusion aux jeunes gens, toutes les sciences accessoires à la théorie de la médecine.

Vous m'avez cité à ce sujet, mon cher maître, une anecdote qui mérite d'être rapportée : M. de Fourcroy vous ayant présenté un ouvrage ayant pour titre, *La médecine éclairée par les sciences chimiques*, vous y avez substitué le mot *éblouie* et vous avez très-bien fait, car il faut être réellement ébloui par toutes ces richesses factices pour ne pas leur préférer la *vraie science*. Mais il n'y a de sourd pire que celui qui ne veut pas entendre.

Il faut ajouter que la légèreté avec laquelle quelques personnes parlent du grec est le comble de l'imperfection des études médicales, car si l'on donnait à expliquer et commenter le texte des *Aphorismes* d'Hippocrate aux aspirans au doctorat en médecine, on saurait aussitôt distinguer dans le nombre, ceux qui auraient la vraie science en partage; on s'assurerait ainsi de leur éducation classique, de leur degré d'intelligence et de leur aptitude pour attester leurs progrès futurs dans la pratique de la médecine. Mais pour combler cette grande lacune, il faudrait rétablir la chaire d'Hippocrate créée originairement à l'école de médecine de Paris en vertu de la loi du 28 novembre 1794, ou 14 frimaire an III, non abrogée, ou tout au moins songer sérieusement à y suppléer par une autre chaire, créée aussi dans un autre établissement public non moins célèbre et consacrée par la volonté de l'illustrissime fondateur, à l'explication des chefs-d'œuvre des auteurs classiques, en vertu des édits royaux perpétuels et irrévocables de 1545 et 1566.

C'est donc ici combattre *pro aris et focis*. Une institution est encore plus précieuse que les opinions et que la critique d'un livre : c'est là tout le prix que j'attache à mes observations.

Enfin j'ai prouvé, dans ce mémoire, que le texte des aphorismes et des pronostics d'Hippocrate est fixé pour toujours d'après les manuscrits.

J'ai l'honneur d'être très parfaitement,

Mon cher maître, tout à vous,

Votre très-dévoué serviteur,

D. M. P.

3

FAUTES TYPOGRAPHIQUES.

Iʟ ne me reste plus qu'à donner un aperçu des fautes typographiques : comme l'auteur a déclaré dans sa préface, (p. lij,) qu'il recevrait toujours avec reconnaissance les réflexions qui lui seraient communiquées, et qu'il en ferait jouir ses lecteurs dans une nouvelle édition, il ne me saura pas mauvais gré de lui indiquer la route qu'il aurait dû suivre pour perfectionner son ouvrage.

J'ai rappelé précédemment les emprunts multipliés de l'éditeur, en copiant les variantes des manuscrits de la Bibliothèque royale, que j'ai cités et collationnés, notamment au nombre de vingt-neuf pour les *Aphorismes* et de dix-neuf pour les *Prognostics*. Il suffira de consulter l'édition qui a été publiée en 1811, pour acquérir la preuve de la priorité de mes découvertes, que j'ai notées dans mes dissertations sur les manuscrits indiqués, suivant leurs numéros d'inscription sur le catalogue imprimé de la Bibliothèque. On n'en trouve aucune indication dans la nouvelle édition.

C'est un principe reconnu de tous ceux qui

ont appris la langue grecque, que les datifs et ablatifs singulier et pluriel terminés en ῷ, ῇ; ῇσι, le subjonctif du présent actif, l'aoriste premier du passif, avec ω, ῃς, ῃ; l'infinitif des verbes en άειν, contractés en ᾶν, ῆν; l'indicatif singulier en άω, όω, contracté en ω, ᾷς, ᾷ, ω, ῷς, ῷ, prennent sans exception l'*iota* souscrit, comme ῇ, troisième personne du verbe εἰμί, *sum*, et αἴρω, faisant ἦρκα, ἦρα; ἀείδω, ᾖδον. Il n'y en a pas, pour ainsi dire, vestige dans toute l'impression grecque, confiée à un habile helléniste, Grec d'origine, au moyen de quoi, comme l'annonce le prospectus, MM. les souscripteurs auront la satisfaction de posséder une édition plus parfaite que celles qui ont paru jusqu'à ce jour. Il est même très-probable que l'habile helléniste, Grec d'origine, est ici inconnu. J'ai prouvé que tous les passages réhabilités ou rétablis dans le texte des *Aphorismes*, l'avoient été il y a plus de quinze ou seize ans, avant qu'il arrivât à personne depuis Hippocrate d'y songer. Je démontrerai de même qu'à l'exception de μυίας, ajouté mal à propos au paragraphe 12 des *Prognostics*, et de νοῦσος mis à la place de τὸ οὖρον, l'éditeur a supprimé sans autorité, d'autres mots nécessaires pour l'intelligence du texte. Ainsi les manuscrits cotés 1884, C, — 2228, K, — 2257, O, sur le catalogue imprimé de la Bibliothèque royale, donnent le mot μυΐας. Quant à νοῦσος, les manuscrits sous les nᵒˢ 2142, F, — 2143, G, — 2330, R, donnent la variante ἐστ’ ἂν παυθῇ ἡ νοῦσος; les manuscrits 269, B, — 2142, F. — 2228, K, et 2237, O, indiquent ἐστ’ ἂν πεπανθῇ ἡ νοῦσος; et 2141, C, — 2256, N, — 2330, R, — adoptent πεπανθῇ τὸ οὖρον. *Voyez* l'édition de 1813, page xxvij.

Mais je vais donner ici le tableau des passages non corrigés ou omis dans la nouvelle édition, en commençant par les *Aphorismes*, en grec, latin, français. Comme on ne peut changer même une seule lettre dans le texte, sans en rendre compte, il est nécessaire de rétablir ici les passages réhabilités, et d'y faire accorder la traduction latine, ce qui ajoute ici beaucoup à la tâche de suppression des fautes typographiques dans les errata que je vais indiquer, suivant les trois langues adoptées dans la nouvelle édition. J'ai promis de ne point noter les mots grecs qui doivent être écrits avec l'*iota* souscrit; autrement il m'eût fallu réimprimer le texte presque en entier.

PREMIER ERRATA, EN GREC.

Aph. 12, sect. I : δηλήσουσι, lisez δελάσουσι. — Aph. 12, sect. II : χρίσιν, l. κρίσιν. — Aph. 23, sect. II, ἢ εἰκόσιν n'est point autorisé par les manuscrits : il y a seulement, Τὰ ὀξέα τῶν νουσημά-

(37)

των κρίνεται ἐν εἰκόσιν ἡμέρῃσι, d'après le manuscrit
coté 269; mais cet aphorisme se trouve le 39ᵉ de
la viiᵉ section; et le 49ᵉ de la ivᵉ sect. le précède :
Τριταῖος ἀκριϐὴς κρίνεται ἐν ἑπτὰ περιόδοισι τὸ μακρό-
τατον. L'aph. 23, sect. ii, est tel que dans nos
éditions; la seule différence vient de la trans-
position de l'aphor. 39ᵉ de la viiᵉ sect. au nu-
méro 23 de la seconde; mais sans rien changer
au texte. La première sentence a rapport aux
fièvres aiguës et la seconde aux *phlegmasies* plus
aiguës. (Aph. 36, sect. iv.) Les sueurs dans les
fièvres sont utiles, etc., les 37ᵉ et 4₀ᵉ jours. Il
faut ajouter au texte grec : ἑϐδομῇ τριτῇ καὶ τεσ-
σαρακοστῇ. Voyez les manuscrits 2256, 1297,
2228. Ce passage a été réhabilité, ainsi que le
précédent, dans l'édition de 1811. — Aph. 9,
sect. vi : οὐ πανὺ τικνησμώδεα, l. τι κνησμώδεα. —
Aphorisme 20, section vi : αἶρια, lisez αἶμα. —
Aphorisme 58 : ἀπολλήνται, lisez ἀπολλύνται. —
Aph. 17, sect. vii : ἐπὶ ληθάργῳ τρόμος κακόν, cité
d'après les meilleurs manuscrits, et rétabli dans
l'édition de 1811. — De même, les aphor. 16,
19, 20, 21, 22, 23, 24, auxquels a été ajouté
κακὸν; le 24ᵉ porte θανατῶδες, d'après les manuscrits 2228 et 2149. — Aph. 37ᵉ de la même
sect.; *Ibid.* 61 et 71; répétition des aph. 59ᵉ de
la ivᵉ sect., 23ᵉ de la iiᵉ, 42ᵉ de la ivᵉ, et 4ᵉ de
la iiᵉ.

DEUXIÈME ERRATA, EN LATIN.

Aph. 14, sect. II : *dejectionem mutationes*, lis. *dejectionum.* — Aph. 31 , sect. VII : *crassioribus fructulis*, lisez *frustulis.* — Aph. 48, sect. VII : *metiendi difficultatem*, lis. *meiendi.* — *De repentè*, aph. 5, 37, 65, sect. V, pour *derepentè* adverbe. — Aphor. 17, sect. IV : *os amarulem tùm fuerit*, lis. *amarulentum.* — Aph. 36, *ibid.*, suppléez à l'omission du texte latin : *tricesimo septimo et quadricesimo.* — Aph. 12 , sect. VI : *hæmorrhoïdes dicuntur*, lisez avec parenthèse. — Aph. 19 : *os cùm perspectum fuerit*, lis. *persectum.* — Aph. 24 : *ex tenuioribus intestinis si quod perfectum*, lisez *persectum.* — Aph. 49 : *substituunt*, lis. *subsistunt.* — *Id.* 50 : *quibus perfectum cerebrum*, lis. *persectum.* — Aph. 16, sect. VII : *malum* est omis. — Le nouvel aph. *à lethargo tremor malum* se trouve dans l'édition de 1811. — Les aph. 19, 20, 21, 22 et 23 : il faut y ajouter *malum*, qui se trouve dans l'édition de 1811 ; et *lethale*, aph. 24. — Aph. 27 : *tenesmum*, lisez entre parenthèse. — Aph. 59 : *tertiana exquisita in septem ad summum circuitibus judicatur.* — De même aphor. 23, sect. II : *morbi acuti in quatuordecim diebus judicantur.* — Aphor. 42 , sect. IV. Après le 61ᵉ, sect. VII : *Sudor si fluat multus, morbum indicat; frigidus quidem majorem, calidus verò minorem*, et le 4ᵉ de la IIe section, après le 71e : *non satietas, non fames, neque aliud quidquam bonum est quod naturæ modum excedat.* — Ce latin des aphorismes précédens est puisé dans l'éditon des aphor. grecs-latins-français, in-12, Paris, 1811, ainsi que le texte grec, comme je viens de le prouver.

TROISIÈME ERRATA, EN FRANÇAIS.

Aph. 10, sect. II : ceux qui ont besoin de purger, *lis.* de se purger. — Aphor. 22, sect. III : volvus, *lis.* volvulus. — Aph. 17, sec. IV : des douleurs au creux de l'estomac, *lis.* des pincemens à l'orifice supérieur. — Aph. 46, sect. V : les trompes de Fallope, désignées ici par erreur, *lis.* le col de l'utérus, qui se trouve cité dans le texte d'Hippocrate. — Aph. 40, sect. VI : hypocondre, *lis.* hypochondre. — Aph. 48 : la portion de l'épiploon qui est pincée, *lis.* qui est sortie hors du ventre, comme le porte le texte. — Aph. 29, sect. VII : leucophlegmasie, *lis.* leucophlegmatie. — Aph. 59 : diète ténue ; le texte indique la *faim absolue.* — Aph. 74 : leucophlegmasie, *lis.* leucophlegmatie.

PROGNOSTICS.

Ma tâche est beaucoup plus longue ici pour le texte grec.

PREMIER ERRATA, EN GREC.

PARAGRAPHE Ier : ἐκ τῶν παρεόντων, adopté par

l'éditeur. J'ai indiqué cette variante d'après les manuscrits cotés 1884, 2142, 2327, sur le catalogue de la Bibliothèque royale. Bosquillon et Foës ne l'ont pas adoptée ; ils ont préféré τὰ ἐσόμενα τῶν παθημάτων, que le nouvel éditeur a supprimé. Il n'a point fait grâce aux ionismes les plus connus dans nos éditions, ni à ceux que feu Bosquillon et moi avions puisés dans les manuscrits les plus corrects et les plus complets de la bibliothèque royale, particulièrement sous les numéros 2140, 2141, 2142, 2143, 269, 2228. Ainsi, par exemple, paragr. 13, l'éditeur a préféré νοσέοντα à νοσεῦντα. — *Id.*, par. 19 et 22 : χειρῶν, lis. χειρέων. — Paragr. 17, ὁκόσοι ἂν γίνωνται et ἀπαλλάξωσι. L'éditeur a conservé γίνονται et ἀπαλλάττουσι sans ἂν. — Voici maintenant d'autres fautes et suppressions. — P. 52 : καταπανόμενα, l. καταπαυόμενα. —P. 57 : περιεκτίκων, lis. περιεστήκων. — P. 59 : κοίμωτο, lis. κοίμῳτο. — P. 72 : ὠφελέει supprimé, et le mot latin *juvat* est conservé en latin. — Par. 75 : τοῦ πρώτου supprimé, et *diuturnior quàm prima fit* est entier. Paragr. 79 : ἐστ᾽ ἂν πεπανθῇ ἡ νοῦσος, d'après les manuscrits 269, 2142, 2228 et 2257, tandis que le latin porte *quoad urina concoquatur.* — P. 80 : ἐστι est *omis*, et *sunt*, qui le représente, se trouve dans le latin. — Par. 84 :

ἴσχουσι, lis. ἴσχωσι. — P. 86 : ἐμεέσθω supprimé vicieusement. —P. 89 : τάχιστα, lis. ταχίστον.— Parag. 90 : ἐμεόμενοισι, lis. ἐμευμένοισι, ionique. — P. 98 : νουσήμασι, lis. νουσεύμασι avec un double ionisme. — P. 99 : περιεκτικὸν, lisez περιεστηκόν. — P. 100 : παύη, lis. παύῃ. — P. 101 : ἐκπνήσοντα, lis. ἐκπυήσοντα. — P. 102 : εκπυίσκεται, lis. ἐκπυΐσκεται; — ἀποθανεῖσθει, lis. ἀποθανεῖσθαι. — P. 103 : ὁ ἄνθρωπος pour ὥνθρωπος, ionique. — Par. 104 : κακὰ pour κατά. — Par. 105 : ὁ ἄνθρωπος, lis. ὥνθρωπος. — P. 111 : καταπανόμενα, lis. καταπαυόμενα; — σιτίον, lis. σιτίων. — P. 117: περιεκτικῶς περιεκτικῶν, lis. περιεστηκῶς περιεστηκῶν. —P. 119 : παυέται, avec ἂν; l. παυήται.— P. 120 : παραχεῖν, lis. παρασχεῖν; — P. 121 : ὁ ἄνθρωπος, lis. ὥνθρωπος. — P. 123 : ὀλέτριον, lis. ὀλέθριαι. — P. 128 : ἀλγέοντα, lis. ἀλγεῦντα, ionique· — P. 129 : πεντεκαιδέκαετεα, lis. πεντεκαίδεκα ἔτεα. —P. 145 : μᾶλλων, lis. μᾶλλον. — P. 155 : ὁ ἄνθρωπος, lis. ὥνθρωπος. — P. 164 : πλείονες πιέζονται, lis. πλεῦνες πιεζεῦνται, ionique. — Paragr. 167 : ἀλγέουσιν, lis. ἀλγεῦσιν, ionique. — P. 171 : τὸ νούσημα, lis. νούσευμα, ionique.; — ἐκμανθάνοντας, lis. ἐκμανθάνοντα avec σημεία.....

DEUXIÈME ERRATA, EN LATIN.

PARAGRAPHE XXII : il faut ajouter *muscas*. — P. 92 : *expuatur*, lis. *exspuatur*. — P. 79 : *quoad urina concoquatur*; mais pour se mettre en harmonie avec le grec et le français, l'éditeur devoit inscrire dans le latin *quoad morbus judicatur*, parce que νοῦσος est dans le texte de l'éditeur, et qu'il eût fallu τὸ οὖρον pour être d'accord avec lui-même. — P. 160 : *trigesimum*, lis. *quadragesimum*, parce que le grec l'exprime par τεσσαράκοντα.

TROISIÈME ERRATA, EN FRANÇAIS.

PARAGRAPHE XLI : quarante, *lisez* soixante, comme en grec et latin. — P. 72 : hypocondre; il faut toujours hypo*ch*ondre suivant l'étymologie de la lettre double, qui vient du grec. — P. 169 : Les sujets qui se trouvent plus âgés; il fallait : qui ont passé *quarante* ans; mais le latin porte *trigesimum*, tandis que le grec annonce l'époque de *quarante* ans, τεσσαράκοντα.

Les autres éditeurs des *Aphorismes* d'Hippocrate ont également commis des fautes et des inexactitudes dans l'impression de leurs ouvrages. Lefebvre de Villebrune diffère de tous ses devanciers par ses additions au texte grec sans l'autorité des manuscrits. Doué d'une immense érudition et de la connaissance de plusieurs langues, il a rempli de citations ses notes latines, qui roulent toutes sur les commentateurs hébreux, grecs et arabes. Le texte de son édition, Constantinople, 1779, n'en est pas moins très-fautif. Je citerai particulièrement les aphorismes 4, sect. ι, où παθέσι est supprimé; 21, sect. ιι, répondant au 23ᵉ : τὰ πολλά ajouté; 62, sect. ιν, avec ces mots : ἡ δαψιλὴς ἐκ ρινῶν αἱμορραγία; 61, sect. ν, avec ceux-ci : ἄσαι ἀλλόκτοι καὶ ποικίλαι ὀρέξιες, sans l'autorité des manuscrits, et λογίζεο poétique, étranger à Hippocrate; 50, sect. νιι, avec ἐν ἑπτὰ ἡμέρῃσι au lieu de ἐν τρισίν. — Aph. 22, sect. ιιι, φθινοπώροιο pour φθινοπώρου.

Vient ensuite Almeloveen, Leyde, 1756. Aph. 22, sect. ν, où ce passage μαλίστα δὲ τοῖσι ἐψιλωμένοισι est omis, quoiqu'il se trouve dans le latin; il y a en outre des fautes typograph. assez nombreuses. Riéger, Lahaye, 1767, *Comm. in Aphor.*, n'en est point exempt. Mais il n'a point commis la même erreur que feu Bosquillon, dans son édition, Paris, 1784, qui a supprimé, d'après l'autorité d'un seul manuscrit, coté 269, les mots ὁκόσα καθάρσιος δέονται, absolument nécessaires pour compléter le sens de l'aphor. 18, sect. ιν; puis à l'aph. 33-34, sect. νιι, il a changé νεφριτικὰ

en φρενιτικὰ, ce qui ne s'accorde point avec μα-
κρὴν ἀῤῥώστιην, mais avec ὀξείην d'après le manuscrit 2228, car la phrénésie qu'il adopte est
le plus ordinairement une maladie aiguë, et il
s'agit ici d'une affection chronique des reins.
Aph. 18, sect. iv : les douleurs situées au-dessus
du diaphragme doivent être accompagnées de
symptômes, d'où l'on puisse reconnaître l'em-
barras gastrique pour indiquer l'emploi de l'é-
métique, et il n'en est point fait mention dans
l'aphor. corrigé par feu Bosquillon; au reste,
toute son édition est d'une grande exactitude,
très-élégante et très-correcte.

Quant à l'édition de Lorry, Paris, 1784,
quoique les savans médecins Coquereau et Hallé
en aient surveillé l'impression, il y a une infi-
nité de fautes typographiques en grec; en outre
on trouve ce passage entièrement omis en latin,
aphor. 27, sect. iii, *et ad pubertatem accedenti-
bus.* Nous affirmons que l'on n'a point vu aucune de ces inexactitudes dans l'édition de
1811, beaucoup plus complète que les précé-
dentes par les leçons des manuscrits de la Bibliothèque royale. Cette récapitulation prou-
vera au nouvel éditeur des *OEuvres d'Hippocrate* en grec-latin-français, que mon intention n'a pas été de le chagriner, mais de lui
faire voir, et à tous ceux qui s'annoncent

pour donner une nouvelle édition des *OEuvres complètes d'Hippocrate*, qu'il faut avoir une grande habitude de la langue grecque, pour se charger de la simple réimpression du texte ; que si on vient à le corriger sur les manuscrits, c'est une tâche si difficile, qui exige tant de connaissances et un tact si sûr, que je n'oserais conseiller à personne d'entre nous de s'en charger par le temps qui court. Mais il y a des exceptions.

La règle générale était autrefois que les docteurs en médecine apprissent le grec ; aucun ne pouvait être reçu s'il ne savait expliquer et commenter le texte des *OEuvres d'Hippocrate*. Tous s'entendaient alors sur les sentences de ce père de la médecine ; et loin de faire un crime à celui qui pouvait le mieux prouver ainsi sa science et son érudition, il n'était personne qui ne l'accueillit avec tous les égards dus à son talent.

Faisons donc des vœux afin de voir renaître cette éducation classique, si nécessaire surtout aux jeunes médecins.

Qui studet optatam cursu contingere metam,
Multa tulit fecitque puer, sudavit et alsit.
Horat. *Ars poet.*

CONCLUSION.

Enfin, j'ai rempli ma tâche. Fort heureusement que nous ne sommes plus à une époque, déjà loin de nous, où un journal, alors le plus répandu, faisait l'aveu à ses doctes abonnés, que personne parmi nous ne savait le grec, et ne pouvait par conséquent juger du mérite d'une traduction faite sur le grec. *(Tome XXIII, cahier d'avril 1812.)*

Il s'égayait alors sur un ouvrage important qui venait de paraître ; il suppléait ainsi au savoir par cette tirade, digne d'un jargon de coulisses : « Les Aphorismes d'Hippocrate, tra- »duits sur le texte grec !..., d'après la collec- »tion de manuscrits grecs !..., par un profes- »seur de médecine grecque !... Voilà sans doute »un ouvrage bien précieux et surtout bien neuf; »et, si l'on doit s'en rapporter aux apparences, »il doit attirer à son auteur une grande cé- »lébrité. Que de gens en effet s'écrieront comme »Philaminte :

Du grec ! ô ciel ! du grec ! il sait du grec, ma sœur !

»C'est ainsi que souvent on admire ce qu'on

» n'est pas dans le cas de juger ; car, de nos
» jours, qui est-ce qui sait le grec ? qui est-ce
» qui possède les connaissances nécessaires pour
» apprécier le mérite d'une traduction faite sur
» le grec ? La critique semble donc n'avoir au-
» cune prise sur de tels livres. » Je fais grâce
au lecteur de la citation des autorités respec-
tables au nom desquelles l'injustice et la persécution ont été nourries par d'injustes pré-
ventions. Il n'en est pas de même à présent
pour le nouvel éditeur : le jugement que nous
avons porté sur son livre sera confirmé du suf-
frage des hellénistes et des médecins assez
savans pour bien expliquer le texte des OEuvres du père de la médecine ; enfin, c'est après
avoir donné des gages incontestables de science
et d'érudition, que mon digne maître et moi
nous nous sommes déterminés à faire impri-
mer, non une critique sévère, mais un jugement impartial de l'ouvrage, pour détourner
l'auteur de poursuivre son projet, tendant à
publier une nouvelle édition des OEuvres d'Hippocrate en grec, latin, français, qui, bien
exécutée par des mains habiles, ne présen-
terait plus de difficultés dans les recherches
que pour quelques traités, par la révision nécessaire du texte grec sur les manuscrits de la
Bibliothèque royale ; mais cette tâche est rem-

plie en majeure partie et avec fidélité. Deux traductions en regard du texte sont inutiles; j'ai surtout prouvé que la traduction française pouvait très-bien suffire pour remettre dans la bonne voie les jeunes gens éloignés depuis long-temps de leurs études et de l'éducation classique : c'est là le service essentiel que je leur ai rendu, en leur conservant en même temps la pureté du texte grec. Je dois ajouter quelques réflexions comme complément de ce qui a été dit précédemment ; savoir : que si le nouvel éditeur avait eu le moindre usage de la littérature, il se serait convaincu, par l'imitation des meilleurs modèles, que *la gloire de corriger un texte* est une propriété d'auteur, que l'on ne peut lui ravir impunément, encore que les manuscrits soient des sources communes où il est permis de puiser; que, si quelquefois l'on parvient à faire d'utiles et importantes corrections au texte des anciens auteurs, il faut bien savoir que le talent seul, avide d'une juste renommée, ose mettre en monnaie courante, ces trésors de science.

Quant à la fidélité qu'il faut apporter dans la correction des textes, ne serait-ce que pour y changer une seule lettre, je citerai, pour exemple qui doit être médité par l'éditeur, non-seulement les travaux précédens sur la même matière ; mais encore tout ouvrage où il s'agit de recherches scientifiques et littéraires ; personne , dis - je n'a jamais songé à faire le moindre changement au texte , sans en rendre compte dans des notes et sans citer les autorités et les manuscrits d'après lesquels on puisse juger , si les corrections sont ou ne sont pas admissibles.

Sans cette fidélité des recherches , il n'y aurait bientôt plus que confusion et désordre dans les sciences et la littérature. Or , on lit dans la préface d'une traduction des œuvres d'Horace en vers français , bien moins importante que celle d'Hippocrate, 5 vol. in-12 avec le texte latin , Paris, 1752, tom. 1, p. 212 des remarques sur le texte , ode **xv** , p. 58 , lig. 8 : *Sic geminant* ; le P. Sanadon veut qu'on lise *si geminant* , et la *gloire de cette correction* , dit - il , *est due à Rodeille.* Ceci est pour prouver que le nouveléditeurdes œuvres d'Hippocrate n'a point cité dans sa préface ni dans aucune note les manuscrits et les éditions qu'il dit avoir consultés. Mais pour épargner à ses lecteurs une tâche inutile, il nous a suffi de leur avoir indiqué les aphorismes d'Hippocrate, grecs , latins, français , et les pronostics grecs, français ; Paris, 1811 et 1813, quoique l'éditeur ait affecté de ne point nommer son devancier, autcur des recherches dans les manuscrits de la Bibliothèque royale ; mais l'incorrection du texte et l'infidélité de la copie de la nouvelle édition témoignent assez de la vérité de notre assertion. Le libraire Crévot pourrait user de ses droits, qui lui sont assurés par acte sous *seing privé* du 11 novembre 1820 , relativement à la vente des exemplaires des aphorismes d'Hippocrate, grecs, latins, français, jugés supérieurs aux autres ouvrages sur le même sujet , pour le texte grec, copié dans la nouvelle édition ; et ceci serait d'autant mieux prouvé que feu Bosquillon, auteur d'une nouvelle traduction française des aphorismes et des pronostics d'Hippocrate, 1 vol. in-12; Paris, 1814, a déclaré dans son introduction « qu'il ne voulait » point faire réimprimer le texte grec qu'il en avait » publié en 1784, quoique cette édition soit de- » venue rare , mais que celle de son successeur » pourrait y suppléer. »

Mais l'éditeur traducteur a voulu seul ignorer les travaux entrepris sur le même sujet par son devancier; car s'il eût consulté le t. 1er de la Nosographie philosophique de feu le professeur Pinel ; Paris , 1813, il se serait convaincu que l'édition grecque-française des pronostics d'Hippocrate ; Paris, 1813 , y est citée avec éloges du traducteur. La Nosographie est

entre les mains de tous les étudians ; il n'est guère
possible de ne pas y avoir remarqué la citation.

Ce serait un oubli impardonnable de laisser
ignorer ce fait, quand la Biographie universelle,
à l'article Hippocrate , contient une infidélité
des plus avérées sur le mérite de cette traduction,
que le rédacteur de l'article conteste formellement par une calomnie , en disant « que l'au-
» teur continuait son travail malgré des criti-
» ques assez bien fondées ; » mais, comme si
les prévisions de cet autre Aristarque ne dussent
servir aussi qu'à une rétractation formelle, prouvée par les encouragemens mêmes du gou-
vernement, l'auteur faisait connaître l'utilité
de ses veilles en continuant ses travaux. Notre
Aristarque a écrit son article en 1816, et précisément S. M. feu Louis XVIII , de sage et glo-
rieuse mémoire , agréait la traduction française des OEuvres d'Hippocrate en regard du
texte grec, vérifié sur les meilleurs manuscrits
de la Bibliothèque royale. C'est la première qui
ait été accordée en prix d'instruction dans les
hôpitaux militaires , par décision de S. Exc. le
ministre de la guerre, le 15 novembre 1816 ,
confirmée en 1825; mais S. Exc. le ministre de
l'intérieur avait déjà souscrit à deux cents exemplaires en 1813. S. Exc. le ministre de la maison
du roi recevait aussi des exemplaires pour les
bibliothèques particulières du roi , par décision

du 16 novembre 1816; renouvelée le 21 juillet 1826, à l'occasion d'une nouvelle souscription de la couronne ; enfin S. Exc. le ministre de la marine , par une autre décision du 15 septembre 1816 , accueillait la même production.

Mais le fait le plus concluant contre les détracteurs des anciens, qui préfèrent les systèmes à la vraie science, c'est assurément l'espèce de protestation de leur respect pour les bonnes études ; tandis qu'ils poursuivent de leurs sarcasmes et de leurs superbes dédains, les auteurs classiques , et n'en permettent point l'enseignement dans nos écoles. Il y a pourtant des lois et ordonnances qui ont consacré des chaires à ce genre d'enseignement public ; est-ce que par exemple, savoir le grec et le latin, et pouvoir en faire une utile application aux hautes sciences, ne serait plus maintenant qu'une chimère ? Mais la révolution ne nous a-t-elle pas assez appris par une trop longue et trop fatale expérience , que tous nos malheurs sont les fruits de l'ignorance ou des faux systèmes ou des fausses doctrines ! Les faits le prouvent en politique , comme nous en avons été tous témoins. Le pouvoir confié aux passions populaires ne tend pas à moins qu'à abaisser au niveau révolutionnaire , quiconque veut s'élever avec honneur. La révolution n'a-t-elle pas ainsi poursuivi de sa faux meurtrière tous les talens ? Les Français sont-ils maintenant assez éclairés sur leurs véritables intérêts et sur la gloire de la France, pour être bien convaincus que sans l'instruction, qui donne le goût de l'ordre et des saines doctrines, il ne peut y avoir rien de certain dans la société ni de stable dans le monde ?

Il en est exactement de même de la vraie science, qui ne s'acquiert que par de longues études ; par une grande application et par la lecture des bons modèles ; tandis que les systèmes improvisés sont souvent faciles à apprendre, mais s'oublient aussi facilement et ne laissent ensuite que des traces fugitives dans la mémoire. Or il n'est personne qui sacrifierait son temps et ses veilles pour puiser aux sources, s'il ne devait en retirer que du découragement, et la triste certitude de consumer inutilement un temps précieux dans la méditation des chefs-d'œuvre des anciens. Mais aussi les études classiques demandent-t-elles beaucoup de temps et de patience ; et si celui qui s'en est fait honneur dans sa jeunesse n'a pas le droit de prétendre à être distingué dans l'âge mûr, et ne peut en profiter pour y trouver une existence honorable par son talent, il faut y renoncer de bonne heure, afin de prévenir toutes les tribulations et les inquiétudes attachées à une persécution qui s'allumerait plus trad sous le feu assoupi des passions. Mais quel est le père assez dénaturé qui oserait donner un pareil conseil à son fils ? C'est là l'unique défense à opposer aux détracteurs de la véritable instruction , qui méprisent l'éducation classique ; tandis qu'il n'en est pas un, pour si savant qu'il soit, dont la volonté serait de laisser croire à son scepticisme ; en un mot, qui pourrait léguer à la postérité un si mauvais exemple, et se vanter de donner de l'éducation à la jeunesse pour laisser éteindre ensuite le feu sacré dans l'âge mûr? Il ne serait même pas possible de faire cette supposition maintenant , si les colléges et autres établissemens publics n'eussent pas été fermés en France, pendant les orages de la révolution.

A peine sortis de cette catastrophe terrible , pour passer immédiatement sous les drapeaux d'un conquérant , les jeunes gens n'ont pu terminer leur éducation classique. Il est donc impossible que nous puissions tous prétendre à l'honneur de posséder la connaissance parfaite des auteurs anciens. Il ne peut y avoir que quelques exceptions, et l'on peut ainsi affirmer avec vérité, que la dénégation d'une récompense envers celui qui l'a justement méritée, ne prouverait rien autre chose que le mépris de la science elle-même. Mais ne faut-il pas songer à l'avenir, et puisque chacun de nous s'empresse de rendre aux enfans cette éducation classique dont beau-

coup d'hommes de l'âge mûr sont entièrement
privés aujourd'hui, par les malheurs des temps,
il est de toute nécessité d'adopter cette conclu-
sion d'après les prémisses ; savoir : que le bienfait
de l'instruction ne peut être obtenu que par le ré-
tablissement de nos institutions. Or, c'est là
précisément le commencement, le milieu et la
fin de ce mémoire. Il faut une chaire d'Hippocrate, pour pouvoir y enseigner, expliquer et
commenter sur le texte grec, les chefs-d'œuvre
de ce père de la médecine.

Enfin, mon cher maître, je sais, à n'en pas
douter, que personne n'est plus orthodoxe que
vous en cette matière, et j'avoue que pour moi
l'étude d'Hippocrate est un vrai culte (1).

(1) On trouvera à la fin de ce mémoire un rapport de
feu Bosquillon sur les avantages que l'auteur devait re-
cueillir de son instruction dans une carrière utile et honorable, si on eût suivi les lois et ordonnances qui pres-
crivent l'enseignement hippocratique.

POST-SCRIPTUM.

Mais il serait impossible à l'éditeur de produire une seule lettre en latin, qui lui eût été directement adressée par un savant étranger, en réponse à une autre qu'il aurait écrite dans la même langue, seulement de 1818 à 1821 ; et il veut corriger et compléter la version latine de Foës ; mais il n'en a pas moins pris le titre de membre des sociétés de médecine des principales villes de France et de l'étranger ! Il y a pourtant cette grande différence entre cet Aristarque et son devancier, que celui-ci peut produire outre les titres de deux universités étrangères, dix-huit à vingt lettres latines, qu'il a reçues de l'un des hellénistes les plus érudits, et des médecins les plus savans de l'Allemagne. Plusieurs de ces lettres, comme vous le savez, mon cher maître, ont été imprimées sous vos yeux. Dans plusieurs mémoires, que vous connaissez, ces écrits ont eu pour unique but la conservation de l'institution Hippocratique ; la seule qui nous manque à présent, pour nous mettre en harmonie avec les autres universités de l'Europe.

L'éditeur a encore le malheur de pouvoir faire naître une comparaison d'autant plus honorable à l'égard de son devancier, pour preuves de ses découvertes dans les manuscrits de la Bibliothèque royale, que celui-ci s'est fait connaître, par l'impression de deux manuscrits inédits des œuvres du célèbre Galien, intitulés 1° *Commentaire sur le livre des humeurs d'Hippocrate ;* 2° de l'*Anatomie des muscles*, tandis qu'aucun de ces manuscrits en grec n'avait encore vu le jour en Europe. Si maintenant l'éditeur veut s'en convaincre, nous lui indiquons 1° le *spécimen* de la nouvelle édition des médecins grecs, Leipsick, 1818, in-8°, en grec et latin ; 2° le *spécimen* du commentaire de Galien, aussi en grec latin, in-4°, Leipsick, 1819 ; 3° le tome 1er des *OEuvres des médecins grecs*, dédié à S. M. Frédéric-Auguste, roi de Saxe, Leipsick, 1821, in-8°, grec latin. Il n'y aura pas à douter sur la correspondance, précédemment annoncée dans ces écrits et dans les préfaces du premier vol., en consultant les p. xv et clxxviii. Nous l'engageons aussi à produire ses preuves de science et d'érudition pour pouvoir prendre le titre de traducteur des *OEuvres d'Hippocrate*, en grec-latin-français.

Je réponds ensuite aux suppositions de l'éditeur par un rapport de feu Bosquillon (qui en a autorisé l'impression dans le *Journal général de médecine*, cahier d'octobre 1813, et lequel est joint à tous les volumes de l'édition grecque-française des Prognostics, Paris, 1813), pour prouver que la plupart des traductions n'ont pas, comme le prétend l'éditeur, été faites à la hâte sur des versions latines inexactes par des personnes étrangères à l'art ou fort peu versées dans l'exercice de la médecine. Quant à celles qui ont eu plus à cœur de tirer parti des ressources d'un travail peu réfléchi que de s'acquérir quelque gloire, en s'y livrant avec une grande application, je cite d'après l'éditeur, il a bien fallu entreprendre la critique de son ouvrage, afin de savoir si la supériorité des grandes vues ou le talent de l'auteur, ne mettrait pas l'un ou l'autre de ses devanciers (dont je suis du nombre) dans l'impossibilité de se défendre. La même voie est ouverte à l'éditeur ; mais il est de règle en littérature que l'on ne doit faire aucune citation importante sans nommer l'auteur. D'ailleurs lorsqu'on en sera venu au but si désiré d'expliquer et commenter le texte d'Hippocrate, chacun à son tour, on verra bien, à n'en pas douter, qui est celui qui possède la véritable instruction et qui l'a puisée aux sources.

Enfin, c'est au milieu de la France, et au sein de la capitale, que l'on vient nous dire, en 1827 : mais la plus grande partie des ouvrages

d'Hippocrate n'ont jamais été traduits en français; c'est la première fois qu'ils paraissent en
entier en regard du texte et d'une version latine, et l'on donne pour exemple les aphorismes, dont l'érudit Goulin connaissait déjà, en
1797, plus de cent quarante-deux éditions. Les
pronostics ne se sont pas moins multipliés dans
toutes les langues; mais affirmer encore que la
plupart de ces traductions ont été faites à la
hâte sur des éditions grecques incomplètes, ou
même sur des versions latines inexactes, par des
personnes étrangères à l'art ou fort peu versées
dans l'exercice de la médecine, et ayant plus à
cœur de tirer parti des ressources d'un travail
peu réfléchi que de s'acquérir quelque gloire en
s'y livrant avec une grande application, puis
s'emparer d'un texte corrigé avec soin sur les
manuscrits et s'adjuger tous les éloges, que
mérite un pareil travail? Vraiment cela passe
toute croyance. Il en est de même d'un auteur
qui se placerait dans un chaire pour expliquer le
texte d'Hippocrate, quoiqu'il n'eût jamais rien
publié en grec. On n'a, disons-le, jamais rien vu
de pareil, du moins dans le monde savant; et
celui qui possède vraiment ces connaissances
en serait privé, comme s'il était mort civilement!
Les lois et ordonnances sont à la vérité muettes
pour de semblables faits : le législateur ferait
assurément ici la même réponse que Solon.

PIÈCES JUSTIFICATIVES.

A M. LE DOCTEUR ***.

Besançon, le 14 janvier 1822.

Monsieur et très-honoré confrère,

En réveillant l'enseignement de la doctrine hippocratique, vous avez rendu un service éminent à notre art et mérité la reconnaissance de tous les disciples du divin vieillard de *Cos.*

Je désire, Monsieur, vous donner un témoignage public de la haute estime, que m'ont inspirée vos talens, en vous offrant la dédicace d'un recueil méthodique des aphorismes de notre maître. J'ai rédigé ce manuel pour l'usage des élèves, qui suivront le cours gratuit, dans lequel je me propose, à votre exemple (1), d'expli-

(1) Cette traduction française des *Aphorismes d'Hippocrate* a été imprimée en un vol. in-12, chez Auguste Renouard, Paris, 1822. L'exemplaire qui m'a été adressé portait cette suscription :

A M. ***. — Témoignage d'estime de son affectionné.

« La dédicace, dit l'auteur, ne pouvait être offerte qu'à un méde
» cin éclairé, qui a rendu d'éminens services à l'art de guérir, en pro-

quer les préceptes du fondateur de la médecine dogmatique.

Veuillez agréer l'hommage de la respectueuse considération avec laquelle je suis,

Monsieur,

Votre affectionné confrère,

MARCHANT,

médecin en chef de l'hospice de Belleveaux.

———

Un célèbre auteur m'écrivait le 16 octobre 1821.

De Galeno enim meo, quantopere jam meruisti! et quanta debet lætitia mea esse, cùm spem facis, ut ad me perveniat non modo accurata descriptio libri galenici de *musculorum anatome*, qui neque in Basileensi, neque in Charteriana editione græce, exstat, sed et collatio Erotiani cum codd. scriptis Bibliothecæ Parisiensis! avide exspecto utramque : urgeas velim descriptorem.

En 1819, j'avais reçu cette épître.

Accepi epistolam, qua ego tibi maximas egi gratias,

» pageant l'enseignement hippocratique. » (Le cours gratuit que j'ai fait, si l'on m'eût encouragé, se serait propagé dans les provinces, à l'exemple de la capitale.)

pro insigni tui et in litteras, et in me favoris docu-
mento, et te enixissime rogavi ut scribam juberes codicis
illius descriptionem festinare. Editionem codicis parabo
promptissime, eam que tibi vir generosissime, dedicabo,
si mihi hujus rei veniam dederis, laudabo que tua in me
galenumque merita. Lipsiæ XXVI jan. 1819.

Un excellent bibliographe me fit l'honneur de citer mes
traductions d'Hippocrate, dans ses Mémoires bibliogra-
phiques et littéraires, Lyon, 1816. L'auteur m'écrivait
le 10 juin 1818 : « La bibliothèque de Lyon manque de
» fonds : vous voulez bien y suppléer par le don de vos ou-
» vrages ; ils y sont lus avec fruit par nos jeunes médecins
» qui aiment à faire connaissance avec Hippocrate, qui a
» changé l'idiome inonique pour un très-élégant français.»
J'en reçus l'hommage le plus flatteur.

« Permettez-moi de vous prier d'agréer l'ouvrage que
» je joins ici ; il n'est tiré qu'à deux cents exemplaires. Je
» ne le ferai point annoncer : il est uniquement consacré
» à des dons ; et nul par son savoir ne me paraît mériter
» plus que vous, Monsieur, mon faible hommage. »
Le livre coté n° 128 portait cette suscription :

« A M. *** docteur en médecine, très-élégant traduc-
» teur des *OEuvres d'Hippocrate*, en témoignage
» d'estime de *Delandine*. »

Après avoir complété le traité des airs, des eaux et des
lieux d'Hippocrate, par un fragment grec, inconnu jusqu'à présent, que j'ai publié en français et inséré dans le
tome 2, p. 449, de ma traduction des *OEuvres d'Hippocrate*, j'aurais échangé enfin tous mes droits contre une
persécution intolérable ; le tout pour ne point être ad-

mis à expliquer le texte des ouvrages de ce père de la
médecine (1) !

MINISTÈRE DE LA GUERRE.

Paris, le 13 juillet 1819.

Monsieur,

J'ai l'honneur de vous informer que, par décision
du premier de ce mois, le Ministre de la guerre a souscrit pour trente-un exemplaires à votre ouvrage inti-
tulé : *Eloge de la doctrine d'Hippocrate* (2).

J'ai l'honneur d'être,

Monsieur,

Votre très-humble et très-
obéissant serviteur, etc.

Pour le Ministre, et par son ordre,
l'intendant chef de la IVe Division,

MARTILLERE.

(1) Je supprime ici un grand nombre de lettres qui m'ont été adressées de la capitale et des provinces, pour me prier de continuer à soutenir la cause de la science et de l'humanité. J'en donnerai commu-
nication à ceux qui voudront bien me faire l'honneur de m'entendre.

(2) Le même ouvrage a été adopté au nombre de deux cents
exemplaires par S. E. le Ministre de l'intérieur. Le présent mémoire
en est le complément.

A M. LE DOCTEUR ***.

Monsieur et honoré confrère,

J'ai lu avec intérêt les deux lettres que vous m'avez adressées, et je suis persuadé qu'elles seront également bien accueillies par le public.

Recevez, je vous prie, l'assurance de tous mes sentimens.

CHAUSSIER.

Paris, ce 10 septembre 1827.

FIN.

www.ingramcontent.com/pod-product-compliance
Ingram Content Group UK Ltd.
Pitfield, Milton Keynes, MK11 3LW, UK
UKHW020403180726
13839UKWH00003B/1245